Bibliothèque historique de la France Médicale

# Droits de courtage établis à Paris au XVᵉ siècle sur quelques marchandises d'épicerie.

## Document inédit publié

PAR

### Le Docteur Paul DORVEAUX

*Bibliothécaire de l'École supérieure de Pharmacie de l'Université de Paris*

(2ᵐᵉ ÉDITION)

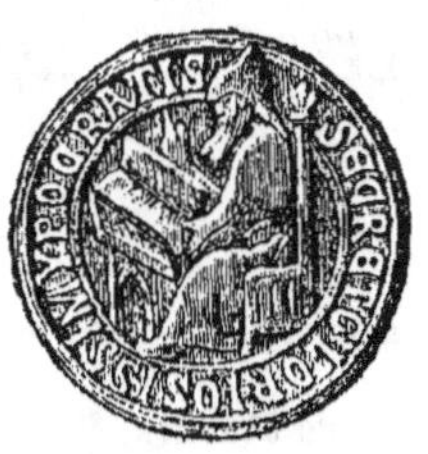

PARIS

HONORÉ CHAMPION

5, QUAI MALAQUAIS, 5

1910

# Bibliothèque historique de la France Médicale

Ont paru :

1. **L'École de santé de Paris (1794-1809)**, par A. Prévost, *rédacteur au secrétariat de la faculté de médecine de Paris*, in-8.

2. **Guy Crescent Fagon (1638-1718)**, par le D<sup>r</sup> A. Corlieu, *bibliothécaire honoraire de la Faculté de Paris, lauréat de l'Institut*, in-8.

3. **Un médecin de cour. Charles Delorme (1548-1678)**, par le D<sup>r</sup> Eugène Beluze.

4. **L'Eglise Saint-Côme et le Collège de Chirurgie**, par le D<sup>r</sup> A. Corlieu, in-8.

5. **Un amphithéâtre de dissection à Alençon en 1660**, par Louis Duval, *archiviste du département de l'Orne*, in-8.

6. **Les médecins de Paris de 1792 à 1794** par le D<sup>r</sup> A. Corlieu, in-8.

7. **Notes bibliographiques sur quelques médecins et chirurgiens de la Haute-Auvergne sous l'ancien Régime**, par le D<sup>r</sup> Louis de Ribier, *membre de la Société « la Haute-Auvergne » et de la « Société française d'histoire de la médecine », membre correspondant de l'Académie de Clermont-Ferrand*, in-8.

8. **Les anciens médecins arméniens diplômés des Universités d'Italie (1700-1840)**, par le D<sup>r</sup> Vahram Torkomian, *membre de la « Société française d'histoire de la médecine »*, in-8.

9. **La Dissection : notice historique**, par le D<sup>r</sup> J. Regnault, *médecin de la marine*, in-8.

10. **Du rôle de l'anatomie dans l'art**, par le D<sup>r</sup> Paul Richer, *professeur d'anatomie à l'École des Beaux-Arts, membre de l'Académie de Médecine*, in-8.

11. **Vieux médecins mayennais**, par Paul Delaunay, *interne des hôpitaux*, in-8.

12. **Obstétrique des anciens Hébreux**, *d'après la Bible, les Talmuds et les autres sources rabbiniques, comparée avec la tocologie gréco-romaine*, par le D<sup>r</sup> Schapiro, *ancien élève de l'École des langues orientales*, in-8.

13. **Les anoblis de l'Empire**, *médecins et chirurgiens*, par le D<sup>r</sup> Louis de Ribier, in-8.

14. **Vieux médecins sarthois**, par le D<sup>r</sup> Paul Delaunay, *ancien interne des hôpitaux de Paris*, in-8.

15. **Les Anoblis des Ducs de Lorraine**, *médecins et chirurgiens*, par P. Pillement (de Nancy).

16. **Les Apothicaires de Metz. Leurs statuts**, par le D<sup>r</sup> Paul Dorveaux, *bibliothécaire de l'École de pharmacie de Paris*.

17. **La médecine dans l'Ancienne Auvergne. Notes et Documents**, par le D<sup>r</sup> L. de Ribier.

18. **Le médecin inspecteur Chauvel. Notice biographique**, par le D<sup>r</sup> Bergounioux, *médecin principal*.

19. **Une lettre ophtalmologique de Woolhouse (1650-1730), oculiste de Jacques II d'Angleterre à E.-F. Geoffroy (1672-1731**, *de l'Académie des Sciences*, par le D<sup>r</sup> Albert Terson.

20. **La famille médicale des de Jussieu et les Thèses d'Antoine Laurent**, par le D<sup>r</sup> Ed. Bonnet.

21. **Un manuscrit de Jacques Despars**, par le D<sup>r</sup> Ernest Wickersheimer.

22. **Le culte d'Esculape dans l'Afrique romaine**, par le D<sup>r</sup> Raymond Neveu.

Poitiers. — Imp. BLAIS et ROY.

Bibliothèque historique de la France Médicale

# Droits de courtage établis à Paris au XVe siècle sur quelques marchandises d'épicerie.

## Document inédit publié

PAR

### Le Docteur Paul DORVEAUX

*Bibliothécaire de l'École supérieure de Pharmacie de l'Université de Paris*

(2me ÉDITION)

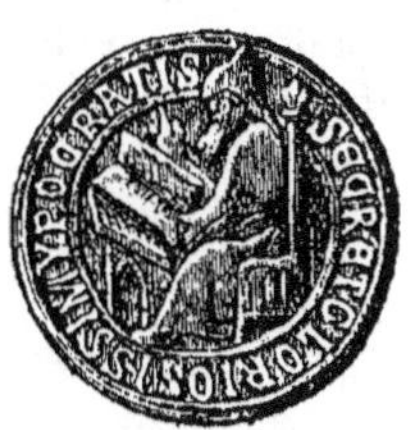

PARIS

HONORÉ CHAMPION

5, QUAI MALAQUAIS, 5

1910

N° 23

# Droits de courtage établis à Paris, au XVᵉ siècle, sur quelques marchandises d'épicerie.

Au moyen âge, épiciers et apothicaires formaient à Paris un seul corps, qui rentrait dans la catégorie des marchands *d'avoirs-de-poids*, c'est-à-dire des marchands dont les denrées ne se vendaient qu'au poids. De même que les autres négociants de la capitale, ils étaient obligés de se servir, pour leurs achats et leurs ventes en gros, d'intermédiaires nommés *courratiers* (depuis le xviᵉ siècle, on dit *courtiers*). Ces intermédiaires sont mentionnés dans quantité d'ordonnances (1) relatives au commerce et dans certains statuts octroyés aux épiciers et apothicaires parisiens.

Les statuts du 3o juin 131i spécifient qu'aucun courtier *d'avoirs-de-poids* ne peut être marchand des denrées dont il est le courtier, qu'il ne peut faire aucun acte de commerce étranger à son métier, qu'en dehors de « son droit courtage anciennement acoustumé », il ne doit exiger des commerçants aucun salaire, enfin que pour être courtier, il faut dabord avoir été agréé par le maitre du métier ou par un lieutenant du prévôt de Paris, puis avoir prêté serment (2)t

Au xvᵉ siècle, les courtiers du corps de l'épicerie sont

---

(1) *Ordonnances des Roys de France*, par de Laurière, t. I, p. 585 ; t. II, pp. 115, 136, 159, 186, 264, 280, 291, 356, 365, 378, 385, etc.

(2) *Histoire générale de Paris. Les métiers et corporations de la ville de Paris*, t. I, xivᵉ-xviiiᵉ siècles. *Ordonnances générales. Métiers de l'alimentation*, par René de Lespinasse. Paris, 1886, p. 5o2.

élus par le maître « et les bonnes gens du mestier », et présentés au prévôt de Paris, qui leur donne des lettres les accréditant comme tels. Leur nombre est fixé à seize, répartis en trois sections : la première « pour les espiciers de Paris », la deuxième « pour la Languedoc », et la troisième « pour les Italiens ». Les négociants du Languedoc et de l'Italie affluaient alors dans la capitale, dont ils étaient les grands pourvoyeurs pour les « espiceries et drogueries (3)».

La liste des droits de courtage, qui suit, nous apprend à quel chiffre s'élevaient ces taxes pour chaque article d'épicerie. Sous ce rapport, elle est curieuse, car les listes de ce genre sont assez rares (4). De plus, elle présente un sérieux intérêt au point de vue de l'histoire de la matière médicale, parce qu'elle donne la nomenclature de la plupart des « denrées *d'avoir-de-poids* » dont on faisait le commerce à Paris au xve siècle, et même au xive (deux nomenclatures analogues furent publiées en 1349 et en 1351 à l'occasion de l'impôt établi pour une année sur toutes les marchandises et denrées mises en vente dans la ville et les faubourgs de Paris) (5).

Ce document inédit (6) se trouve dans les archives des apothicaires parisiens (Registre 31, fol. 294 à 297). Extrait d'un registre dont la première page contenait le commencement d'une pièce datée de 14.5, il a été copié en 1689 par

(3) « Espiceries et drogueries », « drogueries et espiceries » sont les termes employés dans l' « Edit de 1541 expliquant ce qu'on doit entendre par le mot *epiceries* » (Isambert, *Recueil général des anciennes lois françaises*, t. XII, p. 770, Paris, 1828), et dans les tarifs des douanes du xvie et du xviie siècle, pour désigner les marchandises dont les épiciers et les apothicaires faisaient le commerce.

(4) M. Gustave Fagniez a publié, en 1898, les « Droits de courtage et règles de la profession de courtier » à Narbonne, au xiiie siècle, dans ses *Documents relatifs à l'histoire de l'industrie et du commerce en France*, t. I, p. 336.

Une « Table des droits de courtage » à Amsterdam au commencement du xviiie siècle, se trouve dans le *Dictionnaire universel de commerce*, par Jacques Savary des Bruslons, au mot « Courtier » (t. I, col. 1574 à 1580, Paris, 1723).

(5) *Ordonnances des Roys de France*, t. II, pp. 318 et 422.

(6) Il a été mentionné, d'après mes indications, dans l'admirable *Handbuch der Pharmakognosie* du Prof. Dr Tschirch (p. 804, col 1), dont la publication entreprise par Tauchnitz, à Leipzig, sera probablement terminée en 1911.

un commis au greffe civil du Parlement, qui, ignorant les termes usités dans l'épicerie deux siècles auparavant, a introduit dans sa copie quelques fautes de lecture. J'ai pu en corriger la plupart très facilement, telles que *place, Milice, Corince, couple,* qu'il faut lire : *plate, Mélite, Corinte, couple*; pour les autres, j'ai dû me contenter de faire des conjectures.

*D'un livre estant entre deux ais couverts de cuir et garnis de plaques de cuivre aux quatre coings et au milieu contenant cent feuillets en parchemin escrits et non escrits, le second desquels commence par ces mots : « Ce sont ceulx qui ont donné pour faire le pouëlle l'an mil quatre cent quatre-vingt dix-huit » et finissant par ces mots : « Collation faite. Signé Brunet», aux feuillets cottez Lv, Lvj, Lvij et Lviij a esté extrait ce qui ensuit :*

CE SONT LES FUERS DES COURTERAGES (7) QUE L'ON DOIT PAYER DES DENRÉES D'AVOIR DE POIX CY-DESSOUS CONTENUES :

Cire de Poulaine (8), de Rigue (9), cire de Metz (10) et de Rubecque (11), cyre de Venise, cyre d'Espagne (12), en bales et hors bales, cyre refondue (13) de Bruges et

(7) *Les fuers des courterages,* les prix des courtages

(8) Cire jaune de Pologne. On lit dans l'ordonnance de 1350 (*Ordonnances des Roys de France,* t. II, p. 390) : « le pain de cire de *Poulaine* payera trois souls ». La nomenclature des « Marchandises apportées en Flandre et dans le pays de Bruges aux XIIIᵉ et XIVᵉ siècles », que GACHELKET a publiée en 1831 à la suite de ses *Proverbes et dictons populaires* p. 131, spécifie que « du royaume de Polane vient or et argent en plate, cire, » etc.

(9) Riga, capitale de la Livonie (Russie).

(10) Cire de Metz. Cf. *Les abeilles, la cire et le miel en Lorraine jusqu'à la fin du XVIIIᵉ siècle,* par Pierre BOYÉ. Paris et Nancy, 1905.

(11) *Rubecque,* faute peut-être pour *Lubeck.* Les noms de localités qui se rapprochent le plus de *Rubecque,* sont *Rebecq,* en Belgique, et *Robecq* en France, dans le département du Pas-de-Calais.

(12) Il s'agit ici de la cire jaune d'Espagne. On a dénommé plus tard *cire d'Espagne* la *cire à cacheter.*

(13) Cire jaune purifiée, de Bruges. Pour la purifier, on la fondait une seconde fois.

cire vielz (14), iiij deniers tournois (15) le cent (16);

    Cire de Provence en bales, vj d. t. la bale ;

    Cire blanche, vij d. t. le cent ;

    Amandes, vj d. t. la bale ;

    Amandes en sacs, iiij d. t. le cent ;

    Riz, vj d. t. la bale ;

    Et en toutes grands bales à l'avenant.

    Commin (17), vj d. t. la bale ;

    Anis, vj d. t. la bale ;

    Seurmontain (18), vj d. t. la bale ;

    Gingembre, vj d. t. la bale ;

    Canelle, vj d. t. la bale ;

    Poivre, vj d. t. la bale ;

    Brésil (19), vj d. t. la bale ;

    Sucre en bales et hors bales, iiij d. t. le cent ;

    Quassons (20), vj d. t. le baril;

(14) Cire vieille. Il était interdit aux épiciers de la mêler à la neuve et de la faire passer pour telle. A ce sujet, leurs statuts de 1311 s'expriment ainsi : « Et ne vendra nuls euvre qui sera faite de viez cire pour neuve, ne de viez cire meslée avec l'autre qu'il ne le die à l'acheteur, si li demande. »(*Histoire générale de Paris. Les métiers et corporations*, t. 1, p. 501.)

(15) Le *denier tournois* était la douzième partie du *sou tournois*, qui était la vingtième partie de la *livre tournois*. Il se subdivisait en deux *mailles* ou *oboles*.

(16) *Le cent*, c'est le poids de 100 livres.

(17) Cumin.

(18) Sermontain, nom donné à deux plantes de la famille des Ombellifères : le *Seseli tortuosum* L. et le *Laserpitium Siler* L., dont les semences étaient employées pour la médecine et pour certains usages domestiques. Le *seurmontain* entrait dans quelques recettes pour traiter les vins malades. (Cf. *Le Ménagier de Paris*, t. II, p. 67, Paris, 1846, et *L'Antidotaire Nicolas*, p. 38, Paris, 1896). M. Antoine Thomas, professeur de philologie romane à la Sorbonne, lui a consacré un article de ses *Mélanges d'étymologie française* (Paris, 1902, p. 139).

(19) Brésil, *Cæsalpinia Sappan* L. Ce bois de teinture, originaire de l'Asie tropicale, est connu depuis le commencement du xii<sup></sup> siècle. Après la découverte de l'Amérique, le nom de *Brésil* fut donné, dans le sud de ce nouveau continent, à un pays qui produit en abondance un bois de teinture analogue au *Cæsalpinia Sappan* L., le *Cæsalpinia echinata* Lam.

(20) Cassons, sucre en morceaux, qui, plus tard, fut appelé *cassonnade*. Dans l'*Appréciation et estimation de la valeur de toutes sortes et espèces de marchandises, qui se peuvent tirer hors le*

Pouldre de Cypre et d'Alexandrie (21), vj d. t. la bale ;

Sucre candy, iiij d. t. le cent ;

Gingembrat (22) et pignolat (23) en bales et hors bales a tout (24) les boittes, le cent gros (25) vj d. t. et en bouteilles autant ;

Gingembrat d'Inde (26) en boistes et en boutteilles, xij d. t. le cent gros a tout lesdites boistes et bouteilles ;

---

*Royaume, suyvant les pris contenus en l'Edict fait par le Roy au mois de May* 1581, on lit (fol. 43 r°) : « Sucre de toutes sortes, en quoy est comprise la *cassonnade*, qui est sucre rompu ou en morceaux, et la *panelle*, qui est sucre en pouldre », etc.

(21) Poudre de sucre de Chypre et d'Alexandrie. L'île de Chypre et l'Égypte étaient au moyen âge de grands producteurs de sucre. « La poudre de sucre, dit L. de Mas-Latrie (*Histoire de l'île de Chypre*, t. II, p. 95, note 1, Paris, 1852), était une espèce de *cassonade* ou *pans de cassons*, moins raffinée que le sucre blanc. On la coulait cependant en pains que l'on renfermait dans des caisses disposées pour le transport. » Pegolotti (*La Pratica della mercatura*. Lisbona e Lucca, 1766, p. 364) a énuméré et décrit les différentes sortes de *polvere di zucchero*, qui se vendaient au xvie siècle.

(22) Le gingembrat, ou gingembre confit, était une sorte de dragée, faite de gingembre bouilli, découpe « par petits morceaux carrés de la grosseur d'un pois » et recouvert de sucre. (*La Practique pour faire toutes sortes de confitures*, Lyon, 1590, p. 32.)

(23) « Pour faire pignolat, prenez sucre une livre, et le faites cuire en une poisle d'airain bien fine, et faites cuire vostre sucre comme sucre rosat, et quand il sera cuit, ostez le de dessus le feu, et y mettez quatre onces de pignons bien escachez en un bassin, et le remuez bien jusques à ce qu'il soit froid, puis le couppez par longs morceaux avecques un cousteau de bois. » (*La Practique*, p. 27.)

(24) *A tout*, avec.

(25) Autrefois, on pesait les marchandises avec deux sortes de poids : le « gros », et le « subtil » (au moyen âge, on disait : *soutil, soutif*, etc.), que Sébastien Colin (*Déclaration des abus et tromperies que font les apoticaires*, par Lisset Benancio. Nouvelle édition par Paul Dorveaux, Paris, 1901, p. 7), au xvie siècle, appelait : « poids marchant » et « poids de la médecine». La livre *grosse* était de 16 onces, et la *subtile*, de 12 onces. Le *cent gros* était par conséquent le poids de 100 livres *grosses*, et le *cent subtil*, celui de 100 livres *subtiles*.

Au xviiie siècle, le « poids gros » et le « poids subtil » étaient encore en usage à Venise. Cf. *Le parfait négociant*, par Jacques Savary, nouvelle édition, t. I, 2° partie, p. 131, Paris, 1736.

(26) Le gingembrat était surtout fabriqué dans l'Inde, pays où le gingembre et le sucre se trouvent en abondance. Les gingembrats d'Inde et d'Alexandrie étaient très réputés au moyen âge.

Gingembre confit (27), annis confit (28), pennides (29), sucre rosat (30), gingembrat en plate (31), mendrien (32) et toutes autres confitures (33), xij d. t. le cent gros ;

Diachytron (34) a tout les marchopains (35), xij d. t. le cent soufIrez (36) ;

(27) Le gingembre confit est de l'invention des médecins arabes : Avicenne, Mesué, Serapion, etc., en donnent la recette. On la trouve aussi dans l'*Antidotaire Nicolas* (p. 36).

(28) Anis confit, semences d'anis recouvertes de sucre. Au XVII⁵ siècle, on l'appelait *anis couvert, anis reine* ou *anis à la reine, petit Verdun, anis de Verdun*, etc. Lorsque l'anis confit atteignait la grosseur d'un pois, on le dénommait *pois sucrés, gros Verdun*, etc.

(29) Pénides, sucre tors, sucre d'orge blanc. Cf. *L'Antidotaire Nicolas*, p. 83.

(30) Le sucre rosat se faisait habituellement de la façon suivante : à 16 onces de sucre en poudre on ajoutait 6 ou 7 onces d'eau rose, puis on cuisait le tout sur un petit feu jusqu'à consistance convenable pour pouvoir réduire en tablettes. Mésue le faisait avec des pétales secs de roses blanches et rouges non entièrement épanouies.

(31) Gingembrat en tablettes.

(32) Madrian. C'était une sorte de dragée faite avec des noisettes decoupées de la grosseur des pignons doux. Cf. *La Practique pour faire toutes sortes de confitures*, Lyon, 1590, p. 39.

(33) Au moyen âge, on appelait *confitures* toutes les substances confites, et principalement celles qui l'étaient avec du miel ou du sucre (les apothicaires dénommaient ces dernières *conserves* ou *condits*), et *confitures sèches* les sucreries qui, de nos jours, portent le nom de *dragées*.

(34) *Dyacitron, seu citra condita, dictum a corticibus citri ex quibus fit*, dit Arnaud de Villeneuve qui en donne la recette dans son *Antidotarium (Opera* ARNALDI DE VILLA NOVA. Lyon, 1504, fol. 316 v°). Le *diachytron* est l'écorce de citron confite, dite habituellement *citron confit*. Il est appelé *conserve de chitron* dans le Journal du roi Jean, dit le Bon, pendant sa captivité en Angleterre (1358-1360), dont une partie fut publiée par H. D'OR-LÉANS, duc d'Aumale (*Notes et documents relatifs à Jean, roi de France, et à sa captivité en Angleterre*. Londres, 1855, pp. 138, 136), et l'autre, par L. DOUET D'ARCQ (*Comptes de l'argenterie des rois de France au XIVᵉ siècle*. Paris, 1851, pp. 253, 254, etc.).

(35) Massepains, friandises dont on trouve la recette dans les anciens ouvrages traitant des confitures et dans certaines pharmacopées du XVᵉ et du XVIᵉ siècle. Dans la *Pharmacopœia, seu medicamentarium pro Rep. Augustana*, publiée par Adolphe Occo (Augsbourg, 1581, p. 142), la formule du massepain (*pasta regia seu panis Marcas*) est ainsi libellée : Amandes douces pilées, 1 livre ; sucre en poudre, 1 livre ; faites-en une pâte avec de l'eau rose.

(36) Il y a dans le texte (qui n'est qu'une copie) : *souffrez*, mot mal lu qui doit être corrigé par *soustilz*. Le *cent soustil* (subtil,

Richalipse (37), vj d. t. la bale ;

Pyoine (38), vj d. t. la bale ;

Verdegrice (39), vj d. t. la bale ;

Vermillon (40), iiij d. t. le cent ;

Mine (41), iiij d. t. le cent ;

Blancs d'Espagne et de Puille (42), iiij d. t. le cent ;

Synople (43), une maille la livre ;

léger), était le poids de 100 livres subtiles. La livre subtile pesait 12 onces seulement. (V. ci-dessus, la note 25.)

(37) Réglisse, racine de la réglisse.

(38) Pivoine, racine de la pivoine. Cette racine passait pour avoir des propriétés merveilleuses. Cf. *Dictionnaire universel de matière médicale*, par MÉRAT et DE LENS, t. V, p. 161, Paris, 1833.

(39) Vert-de-gris du commerce, verdet. On le préparait en grand dans le midi de la France, à Montpellier principalement.

(40) Sulfure rouge de mercure en poudre, cinabre artificiel pulvérisé.

(41) Minium, oxyde salin formé de protoxyde et de bioxyde de plomb. « *Mine*, dit Jean CORBICHON dans sa traduction de BARTHELEMI L'ANGLAIS (*Le grand propriétaire de toutes choses*, l. XIX, ch. XXVI, fol. cciij v°, Paris, 1556), est une couleur rouge que ceulx de Grèce trouvèrent premièrement en Ephèze ; mais il y en a plus en Espaigne qu'en nulle autre région, comme dit Ysidore. »

(42) « Blanc d'Espaigne ou blanc de Pouille » est donné par Antoine DU PINET (*Commentaires de MATTHIOLE*, Lyon, 1561, p. 447, col. 2) comme un synonyme de « céruse ».

(43) Sinope. « Sinope, dit Jean CORBICHON *loc. cit.*, fol. cciij r°), est une couleur rouge, qui fut premier trouvée près de la cité de Sinope, et pour ce, est ceste couleur appellée *sinope*, ce dit Ysidore. » Le *sinope* de Corbichon est la matière colorante dénommée *miltos sinopice* par Dioscoride, *sinopis* par Pline, *rubrica sinopica* par les Latins, etc. Ces termes ont été traduits en français par : « rubrique de Sinope » (Martin MATHÉE, *Les six livres de Dioscoride*, Lyon, 1553, p. 348) ; « rubrique sinopique » (Jean DES MOULINS, *Commentaires de MATTHIOLE*, Lyon, 1572, p. 723) ; « boli armeni commun » (Antoine DU PINET, *Commentaires de MATTHIOLE*, Lyon, 1561, p. 457) ; etc. Le sinope est encore appelé « sinopis ou terre de Sinope » dans le *Dictionnaire des sciences naturelles* (t. 49, p. 287, Strasbourg et Paris, 1827).

Il était couramment employé par les peintres au moyen âge. En 1342, on faisait l'acquisition d'un « demi quartier de *sinople* » coûtant 10 sols, pour des peintures à exécuter dans les châteaux des comtes d'Artois. (Victor GAY, *Dictionnaire archéologique*, t. I, p. 456, col. 2, Paris, 1887). En 1375, on achetait à Dijon, pour peindre la chambre verte de Monseigneur le duc de Bourgogne, un lot de couleurs parmi lesquelles figuraient « deux livres de *synople* » au prix de « deux franz » la livre. (Bernard PROST, *Inventaires mobiliers et extraits des comptes des ducs de Bourgogne*, t. I, p. 460, 461, 605, Paris, 1902-1904.)

Dans le langage héraldique, le *sinople* est le vert ou la couleur

Azur (44), une maille la livre ;

Inde de Baudas (45), ij d. t. le cent ;

Inde de Gouf (46) et de flouree (47), vj d. t. la bale ;

---

*prasine*. Les anciens hérauts d'armes l'appelaient ainsi, dit Furetière (*Dictionnaire universel*, La Haye et Rotterdam, 1690), « quoique Pline et Isidore entendent par *sinople* le rouge-brun ». Cf. *Etude sur les couleurs en vieux français*, par André G. Ott. Paris, 1899, pp. 112 et 143.

(44) Lapis-lazuli. On en tirait un bleu très estimé des peintres, l'outremer.

(45) Indigo de Bagdad. L'*inde de Baudas* est mentionné dans l'ordonnance de 1349, déjà citée. « Au moyen âge, le grand marché de l'indigo était Bagdad », dit Heyd (*Histoire du commerce du Levant au moyen âge*, t. II, p. 627, Leipzig, 1886).

(46) Indigo du golfe. C'est l'*indaco del Golfo*, de Pegolotti (*Pratica della mercatura*, p. 296), l'*indacho di golfo*, d'Uzzano (*Della decima*. Lisbona e Lucca, 1766, p. 21). Les marchandises de Bagdad étaient expédiées par bateaux qui descendaient le Tigre jusqu'au golfe Persique. (Cf. *Le livre de* Marco Polo, par Pauthier, Paris, 1865, p. 47).

(47) *Inde de flourée*, indigo extrait de l'écume de la cuve de pastel. Les teinturiers ont appelé *flourée, florée, flerée* et *fleurée* « une écume légère et d'un beau bleu qui vient nager à la surface des cuves au pastel, et annonce que tout s'y passe convenablement » (*Encyclopédie méthodique : Dictionnaire des teintures*, par Doix. Paris, 1828, p. 93) ; on donnait aussi ces noms à l'*inde* ou indigo que l'on tirait de cette écume. « L'*inde* dont les peintres usent plus communément, est celuy seulement qui se fait dans les teinctureries, de guesde, dont l'on teint les draps de laine », dit Martin Mathee (*loc. cit.*, p. 346). Antoine du Pinet (*loc. cit.*, p. 450) s'exprime à ce sujet de la façon suivante : « L'*inde*, dont usent les peintres, et que les apoticaires vendent ordinairement, se fait d'escume de pastel, que les teinturiers escument en leurs chaudières ».

Les noms de *flourée, florée, flerée* et *fleurée* ont été donnés non-seulement à cet *inde*, mais encore à celui que l'on tirait de l'écume produite par les indigotiers, et aussi à celui que, du temps de Pline (l. XXXV, c. VI), on recueillait dans les ateliers des artisans qui fabriquaient la pourpre, *in purpurariis officinis*. « Il y a encores une autre sorte d'*inde*, dit Antoine du Pinet (*L'histoire du monde* de Pline, t. II, p. 639, Lyon, 1562), lequel *inde* se fait de l'escume que rend la teinture de pourpre en bouillant, de sorte que l'on peut bien appeller ceste *florée* escume de pourpre ».

On lit dans les statuts des teinturiers de Paris, octroyés par François I<sup>er</sup> en 1542, que pour « lever ledit mestier », les serviteurs ou apprentis devront savoir « faire et asseoir une cuve de *flerée* ou de *indée* » (*sic*), et aussi que les gens du métier devront « taindre en cuve de *fleurée* ou d'*inde*. » (*Histoire générale de Paris. Les métiers et corporations*, t. III, pp. 112 et 125, Paris, 1897).

Olivier de Serres (*Le théâtre d'agriculture*, Paris, 1600, p. 735) parle de la *florée* dans les termes suivants : « Le pastel, en ouvrant,

Orpin (48), vj d. t. la bale ;

Toutes grosses couleurs (49), 1 d. du cent ; '

Cotton filé, vj d. t. la balle ;

Cotton à filer, iiij d. t. le cent ;

Lacque (5o), vj d. t. la bale ;

Encens, vj d. t. la bale ;

Gomme arabic, vj d. t. la bale ;

Dragagan (51), iiij d. t. le cent :

---

jette certaine escume bleue, laquelle, par inavertance ou paresse, laissée dans la cuve, tache et macule les draps : ce que craignans, les teinturiers curieusement l'en retirent : puis séchée, est convertie en poudre qu'on appelle *florée*, servant à certaines taintures de soie. Aussi les paintres emploient la *florée* en une couleur violete, par eux nommée *inde*. »

Du temps de Pomet (*Histoire générale des drogues*, 1ʳᵉ partie, p. 155, Paris, 1694), les épiciers de Paris appelaient l'indigo du pastel *florée d'Inde :* « les teinturiers qui consomment le pastel, dit-il, en font sécher l'écume, qui étant sèche, a assez de rapport en couleur à l'*inde*, et qui est ce que nous vendons sous le nom de *florée d'inde* ».

Cotgrave a inséré dans son *Dictionarie of the french and english tongues* (London, 1611) le mot *florée* avec ses deux sens : écume de la cuve de pastel et couleur tirée de cette écume ; mais il y a ajouté son synonyme *fleurée*, qui, d'après lui, sert à désigner l'écume de toute substance en ébullition.

Savary des Bruslons, imitant Cotgrave, a introduit dans son *Dictionnaire universel de commerce* (Paris, 1723) les mots *fleurée* et *florée*, avec les acceptions suivantes :

1º « *Fleurée*, drogue servant à teindre en bleu, qui se fait avec la plante que l'on nomme *vouède* ou *voide :* c'est une espèce de pastel... Elle est nommée *florée* dans le Tarif de la douane de Lyon... On appelle aussi *fleurée*, mais plus ordinairement *florée*, une espèce d'indigo de la moyenne sorte ;

2º « *Florée*, espèce d'indigo moyen qui sert pour la teinture en bleu ... Le Tarif de la douane de Lyon l'appelle *fleuret d'Inde*. »

Les lexicographes contemporains ont admis *fleurée* et *florée* avec les sens donnés à ces deux synonymes par Savary des Bruslons

(48) Orpiment, sulfure d'arsenic jaune natif.

(49) Les couleurs ont été divisées en *couleurs fines* et en *grosses couleurs*, destinées : les premières, à la peinture d'art ; les secondes à la peinture en bâtiments. « Les *grosses couleurs*, dit Savary des Bruslons (*loc. cit.*, t. 1, col. 1547), se réduisent en poudre dans un mortier avec le pilon, et puis se broient sur le marbre avec la molette, en y mêlant de l'huile, ou seulement de l'eau, selon les sortes d'ouvrages qu'on veut entreprendre ».

(5o) Gomme laque, résine laque.

(51) Gomme adragante. Cf. *L'Antidotaire Nicolas*, pp. 2, 9, 10, 59, etc.

Coupperose (52), ij d. t. le cent ;

Gales (53), vj d. t. la bale ;

Tous aluns (54), vj d. t. la bale ;

Poix blanche et poix noire, ij d. t. le cent ;

Plonc (55), la carée (56) xij d. parisis (57) ;

Estain, ij d. parisis le cent ;

Cuivre, ij d. parisis le cent ;

Vif argent, iij d. t. le boullon (58) ;

---

(52) Couperose. On en distinguait trois sortes : la *bleue*, qui est le sulfate de cuivre ; la *blanche*, qui est le sulfate de zinc, et la *verte*, qui est le sulfate ferreux.

(53) Galles d'Alep, galles turques, galles du Levant, noix de galles.

(54) Les aluns le plus souvent mentionnés dans les documents du moyen âge sont les suivants : 1° alun d'Alep ; 2° alun de Bolcan, ainsi nommé parce qu'on le tirait de l'île de Vulcano, située au nord de la Sicile ; 3° alun de Castille ; 4° alun de glace ; 5° alun de plume ; 6° alun de sucre ou succarin, etc. Cf. HEYD. *Histoire du commerce du Levant*, t. II, p. 565.

(55) Plomb.

(56) Charretée. Dans le « Tarif des péages du comte de Provence au xiiie siècle » (GUÉRARD. *Cartulaire de l'abbaye de Saint-Victor de Marseille*, t. I, p. LXXXIII, Paris, 1857) et dans les « Droits de courtage de Narbonne » publiés par FAGNIEZ (*loc. cit.*, t. I, p. 331), on lit : *carga de plombo* et *plom, la carga*.

(57) Le denier parisis était d'un quart en sus plus fort que le denier tournois. Douze deniers parisis faisaient un sou parisis, et vingt sous parisis, une livre parisis. La livre parisis était de vingt-cinq sous tournois.

(58) Bouillon. SAVARY DES BRUSLONS (*Dictionnaire universel de commerce*, t. II, col. 1899) donne de ce mot l'explication suivante : « On transporte le vif-argent dans des peaux de mouton enchapées ou renfermées dans de petites futailles ou barils, dont les plus gros, du poids d'environ 190 à 200 livres, se nomment *bouillons de vif-argent*, et ceux qui ne pèsent que 95 à 100 livres s'appellent *demi-bouillons* ».

D'après POMET (*Histoire générale des drogues*, 3e partie, p. 15), le « bouillon de vif-argent peze ordinairement, tel qu'il vient d'Hollande, 160 ou 180 livres » ; ce métal « se transporte fort facilement dans des cuirs de mouton, liez et enfermez dans des caisses ou barils de bois, dont le vuide est rempli de son, de sciure de bois, ou de paille coupée ». L'expression *bouillon de vif-argent* doit être d'origine arabe ou espagnole, parce que jusqu'au xvie siècle le mercure fut tiré des seules mines d'Almaden (Espagne).

Outre les *bouillons de vif-argent*, il y avait encore des *bouillons de sel*. Dans l'*Ordonnance de Louis XIV sur le fait des gabelles*, datée de mai 1680 (titre XIV, art. XXXIX), il est dit que « ne pourra être façonnée que la quantité de 145 *bouillons de sel*, pour chacun an, revenant pour le tout à celle de 3481 boisseaux ».

Figues de Melite et de Maillobres (59), ij d. t. le cabaz ;

Figues et raisins d'Espagne, iij d. t. la couphe (60) ;

Raisins en bales, vj d. t. la bale, et hors bale, i d. t. le cabaz ;

Raisins de Corinte, vj d. t. le cent ;

Dates en bales et en baris, vj d. t. le cent ;

Saffran, girofles en balles, massiz (61), graine de paradis, noix muguettes (62), folion (63), espic (64), cardemome (65), chacun une maille la livre ;

Poivre long (66), xij d. t. la bale ;

Citouaut (67), xij d. t. la bale ;

Guaringal (68), xij d. t. la bale ;

Graine d'escarlatte (69), v d. t. la bale ;

---

(59) Figues de Malte et de Majorque.
> J'ai chastaingues de Lombardie,
> Figues de Melite sanz fin,

lit-on dans « les Crieries de Paris », par Guillaume de la Ville Neuve (FRANKLIN, *Dictionnaire historique des arts, métiers et professions exercés dans Paris*. Paris, 1906, pp. 349 et 750). Dans la liste des « Marchandises apportées en Flandre et dans le pays de Bruges aux xiii° et xiv° siècles » (CRAPELET, *Proverbes et dictons populaires*, Paris, 1831, p. 133), il est spécifié que « dou royaume de Mailorgues (Majorque) vient alun, et ris, cuir, figues qui croissent ou païs ».

(60) Couffe. Les figues et les raisins secs étaient transportés dans des *cabas* et dans des *couffes*.

(61) Macis.

(62) Noix muscades.

(63) *Folium*, feuille aromatique employée autrefois pour la médecine et pour la cuisine sous les noms de *malabathrum*, de *folium*, de *folium indum*, etc. D'après HEYD (*Histoire du commerce*, t. II, p. 599), c'était « les feuilles de certaines espèces de *Cinnamomum* produisant une cannelle de qualité commune ».

(64) Aspic, spic, lavande spic ou lavande male, *Lavandula Spica* L.

(65) Fruit du cardamome du Malabar, *Elettaria Cardamomum* Maton.

(66) Fruit du *Piper officinarum* C. D. C. (*Chavica officinarum* Miquel).

(67) Zédoaire, racine introduite en médecine par les Arabes et employée jadis comme épice.

(68) Galanga, rhizome de l'*Alpinia officinarum* Hance.

(69) Cochenille du chêne au kermès, kermès animal, alkermès des apothicaires, *Chermes Vermilio* G. Planchon. Cette cochenille était employée pour la teinture ; de plus, elle a joué un rôle consi-

Garence (70), vj d. t. la bale ;

Bouriez (71) et mastic (72), une obole tournois la livre ;

Salpetre, vj d. t. le cent ;

Salmoniac (73), vj d. t. le cent ;

Riure (74), ij sols tournois le troussel (75) et xij d. t. la bale ;

Cendre (76) et ybenus (77), vj d. t. la bale ;

derable en médecine : elle était la base de la fameuse confection d'alkermès. Cf. *Le kermès du chène aux points de vue zoologique, commercial et pharmaceutique*, par Gustave Planchon. Paris et Montpellier, 1864.

(70) Garance, *Rubia tinctorum* L., plante dont la racine était utilisée pour la teinture.

(71) Probablement faute pour *bouras* ou *bourras*, borax. Ce mot est écrit *borrois* dans l'ordonnance de 1349 (*Ordonnances des Roys de France*, t. II, p. 320). Bernard Palissy (*Œuvres*, publiées par B. Fillon, t. I, p. 33, Niort, 1888) a dit : « le *bourras* n'est que sel, l'alun sel, le salpestre sel, et le nitre sel ».

(72) Résine tirée du tronc et des branches principales du lentisque (*Pistacia Lentiscus L.*).

(73) Sel ammoniac.

(74) Faute pour *tutie*, très probablement. La *tutie* était un oxyde de zinc sublimé, impur. Le mot qui se rapproche le plus de *riure*, est *rasure* ou *razure* (rapure). Au moyen âge, on employait diverses rapures : celles d'ivoire, de brésil, de santal, etc.

(75) Le paquet.

(76) Sandal ou santal. Il y avait trois santaux : le blanc, le citrin et le rouge (Cf. *L'Antidotaire Nicolas*, p. 90).

Dans *Le Ménagier de Paris* (t. II, p. 154 et 246), il est question : du « *cedre* autrement dit alixandre » ; du « *cedre* vermeil qui est un fust que l'en vent sur les espiciers et est dit cedre dont l'en fait manches à cousteaulx » : et encore « de *cendre* (sic) vermeille, c'est assavoir un fust que l'en vent sur les espiciers, et est dit *cedre* dont l'en fait manches à cousteaulx ». Ce *cedre* ou *cendre* vermeil est le santal rouge, qui était employé pour la médecine, pour la cuisine, pour la fabrication des manches à couteaux, etc.

Le manuscrit des *Secrets de Salerne*, dont il existe de nombreuses copies dans les bibliothèques de France et de l'étranger, traite des santaux dans les termes suivants : « De *sandres*. *Sandales* sont bois que l'en appelle *sedres*. Il en est de .iii. manières, car il en est de rouges, de blancs, et de citrins ou jaunes… Entre les *sandres*, le citrin flaire le plus soœf ». (Jules Camus, *L'opera salernitana « Circa instans » ed il testo primitivo del « Grant Herber en françoys »*. Modena, 1886, p. 112).

Dans l'édit de 1542, portant appréciation de toutes marchandises pour régler sur cette appréciation le taux de l'imposition foraine (Fontanon. *Les édicts et ordonnances des Roys de France*, t. II, p. 1172. Paris, 1580), sont mentionnés le « cedre blanc » et

Soye escrue (78), la livre une obole ;

Graspoiz (79) ;

Suif et oint (80) ;

Flossaies (81).

Ce sont les noms des courratiers qui ont esté esleus par le Maistre et les bonnes gens du mestier des Espiciers de Paris et presentez au Prevost de Paris, lequel Prevost leur a donné lettres de faire et estre courratiers dudit mestier, et fut accordé entre les bonnes gens dudit mestier que dores en avant ne pouront estre plus grant quantité que de seze personnes :

Pour les Espiciers de Paris : Jehan de Vierssi, Jehan Quarrier, Robin Morel, Tyerry de Mimegue alemant, Roger Pogoise, Thomas Baudouyn, lequel Thomas ne poura user du courretage tant comme il soit en l'office de estre peseur (82) ;

Pour la Languedoc : Pierre père, Jean de Gualengues,

---

le « cedre rouge », autrement dit les santaux blanc et rouge. Les « sedres blans et rouges » figurent également dans les *Notes et documents pour servir à l'histoire de la médecine en Franche-Comté*, par Bernard Prost (Poligny, 1884, p. 28).

(77) Ébène. Au moyen âge on ne connaissait que l'ébène noire.

(78) Soie écrue, soie crue. « La soye qui est usitée en médecine, dit Pomet (*loc. cit.*, 2ᵉ partie, p. 71), est la naturelle, c'est-à-dire en coucons, ou qui a esté filée naturellement et sans avoir passé à l'eau chaude, à qui les anciens ont donné le nom de soye crue, soye grege, ou en matasse. »

(79) Graspois, craspois ou crapois. « Craspois, dit *le Menagier de Paris* (t. II, p. 200), c'est balaine salée, et doit estre par lesches tout cru, et cuit en eau comme lart, et servir avec vos pois. » La baleine salée était un aliment estimé au moyen âge.

(80) Oing, graisse, axonge. D'après M. Antoine Thomas (*Mélanges d'étymologie française*. Paris, 1902, p. 113), le mot *oing* ne vient pas du latin *unguen* (graisse), comme le disent la plupart des lexicographes, mais de *unctum*, substantif de basse latinité ayant le même sens ; aussi l'ancienne graphie *oint* est-elle plus rationnelle que la moderne *oing*.

(81) Couvertures, étoffes grossières, servant probablement pour l'emballage des marchandises.

(82) D'après l'article 6 des statuts octroyés aux épiciers de Paris, en 1350, aucun peseur des marchandises dites *avoirs-de poids* ne pouvait être ni marchand, ni courtier des denrées dont il était peseur. (*Histoire générale de Paris. Les métiers et corporations*, t. I, p. 501.)

Colin Chalot, Pierre Sales, Rémon Moynier, lequel Rémon ledit mestier seuffre (83) de grace qu'il soit courtier ;

Pour les Ytaliens : Nicolas de Ligneul, Aubert Grugant, Francequin de Casteauneuf, Anthoine Sequemaille, Jacques Dasyen, Guelphe Angelin.

*La présente copie a esté par moy, commis au greffe civil du Parlement soubzé, extraite et collationnée du livre mentionné cy dessus, ce requerant Mᵉ Jean-Baptiste La Fouasse procureur en la Cour et des Maistres et gardes Espiciers grossiers droguistes et Apolicaires-Espiciers de cette ville de Paris, et en l'absence de Mᵉ Normand aussi procureur en ladite Cour et des Mᵉˢ et gardes Merciers de cette dite ville appellez et attendus suivant l'ordᵉᵉ ce fait rendu... Fait le quinze janvier mil six cent quatre-vingt-neuf. Signé Pierre, avec paraphe... Collationné sur une copie signée Pierre par nous Conseiller secrétaire du Roy maison couronne de France et de ses finances... (Signé :) Gaudron.*

(83) Souffre.

# INDEX

—

Poitiers. — Imp. BLAIS et ROY, 7, rue Victor-Hugo, 7.